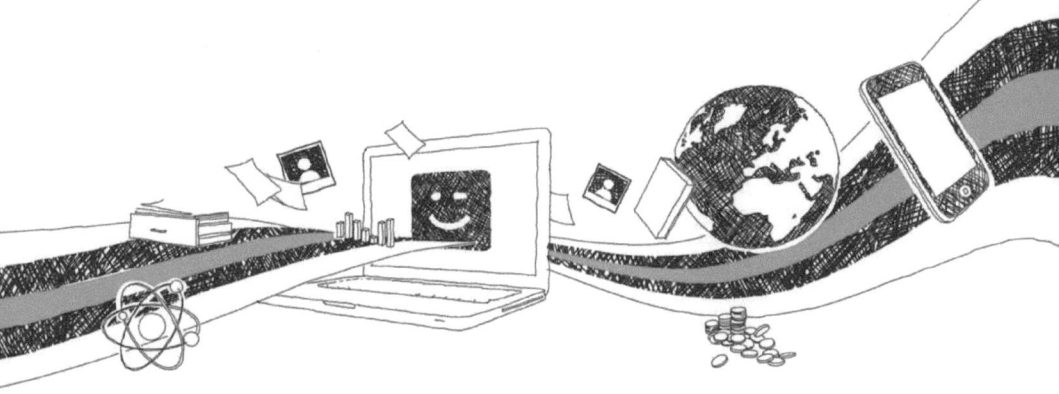
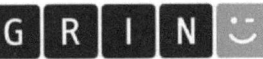

Thomas Hering

Diabetes mellitus - Bedeutung und Prävention

GRIN Verlag

Bibliografische Information der Deutschen Nationalbibliothek:

Die Deutsche Bibliothek verzeichnet diese Publikation in der Deutschen National-
bibliografie; detaillierte bibliografische Daten sind im Internet über http://dnb.d-
nb.de/ abrufbar.

Impressum:

Copyright © 2003 GRIN Verlag GmbH
Druck und Bindung: Books on Demand GmbH, Norderstedt Germany
ISBN: 978-3-640-35183-1

Dieses Buch bei GRIN:

http://www.grin.com/de/e-book/108059/diabetes-mellitus-bedeutung-und-praeven-
tion

GRIN - Your knowledge has value

Der GRIN Verlag publiziert seit 1998 wissenschaftliche Arbeiten von Studenten, Hochschullehrern und anderen Akademikern als eBook und gedrucktes Buch. Die Verlagswebsite www.grin.com ist die ideale Plattform zur Veröffentlichung von Hausarbeiten, Abschlussarbeiten, wissenschaftlichen Aufsätzen, Dissertationen und Fachbüchern.

Besuchen Sie uns im Internet:

http://www.grin.com/

http://www.facebook.com/grincom

http://www.twitter.com/grin_com

Diabestes mellitus – Bedeutung und Prävention (Skript)
Thomas Hering, Hochschule Magdeburg – Stendal (FH)

I   Inhaltsverzeichnis

II	Abkürzungsverzeichnis	2
1.	Datenlage – Epidemiologie des Diabetes mellitus	3
1.1	Daten zum Diabetes mellitus bei Kindern	4
1.2	Diabetes mellitus – Gesundheitswesen – Gesellschaft	5
1.3	Diskussion	5
2.	Einteilung des Diabetes mellitus	8
3.	Das Krankheitsbild Diabetes mellitus	10
3.1	Risikofaktoren für den Typ-2-Diabetes mellitus	10
3.1.1	Diskussion	11
3.2	Besonderheiten beim Typ-1-Diabetes mellitus	13
3.2.1	Ursachen	13
3.3	Symptome des Diabetes mellitus	14
3.4	Diagnostik und Therapie des Diabetes mellitus	14
4.	Komplikationen	16
4.1	Kurzzeitkomplikationen	16
4.1.1	Hypoglykämie	16
4.1.2	Coma diabetikum	17
4.2	Langzeitkomplikationen	18
4.2.1	Mikroangiopathische Folgeerkrankungen	18
4.2.1.1	Retinopathie	18
4.2.1.2	Diabetische Nephropathie	19
4.2.2	Makroangiopathische Folgeerkrankungen	20
4.2.2.1	Kardiovaskuläre Folgeerkrankungen	20
4.2.2.2	Periphere Arterielle Verschlusskrankheit	20
5.	Aspekte der Versorgung von Diabetikern	22
5.1	Prävention des Diabetes mellitus	23
5.1.1	Primäre Prävention des Diabetes mellitus	23
5.1.2	Sekundäre Prävention des Diabetes mellitus	25
5.1.3	Tertiäre Prävention beim Diabetes mellitus	25
6.	Literaturverzeichnis	27

II   Abkürzungsverzeichnis

ADA	American Diabetes Association
BCG	Bacille-Calmette-Guérin, Impfstoff gegen Tuberkulose
BMI	Body Mass Index
BZ	Blutzucker
CAD	Coronary Artery Disease
CF	Cystische Fibrose - Mukoviszidose
CODE-2®-Studie	Cost of Diabetes in Europe – Type 2
DMP	Disease-Management-Programm
DPS	Diabetes Prevention Study in Finland
DTP	Diphterie, Tetatuns, Pertussis
EE	Energy Expentiture
EMC	Encephalo-Myocarditis-Virus
GFR	Glomeruläre Filtrationsrate
GKV	Gesetzliche Krankenversicherung
HbA_1	Glukosyliertes Hämoglobin
IDDM	Insulin Dependent Diabetes Mellitus
IGT	Impaired Glucose Tolerance
KHK	Koronare Herzkrankheit
LADA	Late onset Autoimmunity Diabetes in the Adult
MMR	Mumps, Masern, Röteln
MODY	Maturity Onset Diabetes in the Young
NIDDM	Not Insulin Dependent Diabetes Mellitus
NPHS	National Population Health Survey
OGTT	Oraler Glukose-Toleranz-Test
OR	Odds Ratio
pAVK	Periphere Arterielle Verschlusskrankheit
WHO	World Health Organization

1. Datenlage – Epidemiologie des Diabetes mellitus

- Eine bundesweite Erfassung des Diabetes mellitus im Sinne eines „Diabetesregisters" oder im Rahmen einer Meldepflichtigkeit gibt es in der BRD nicht

- Datenquellen für die Bestimmung der Diabetesprävalenz in der BRD sind Morbiditätszahlen aus Surveydaten (THEFELD, 1999), bzw. Daten aus Landesdiabetesregistern (NEU u.a., 2001), Daten aus Versichertenstichproben in den alten Bundesländern (BUCK, 2000) und das Diabetesregister der ehemaligen DDR (MICHAELIS u.a. 1991; NEU u.a., 2001)

- Weitere Quellen und Anhaltspunkte für die Schätzung der Diabetesprävalenz in der BRD sind (THEFELD, 1999):
  - o Daten von Versicherungsträgern, Krankenkassen
  - o Ergebnisse der Früherkennungsaktionen (Gesundheits-Check-up ab dem 30. Lebensjahr)
  - o Angaben aus Praxis und Klinik
  - o Verbrauchs- und Umsatzzahlen blutzuckersenkender Arzneimittel

- **Mortalitätsdaten** sind für eine Schätzung der Prävalenz ungeeignet, weil im Totenschein als Todesursache meist die zum Tode führende Sekundärkrankheit festgehalten wird
  - o Die häufigsten Todesursachen von Diabetikern sind (nach SCHMÜLLING, 1997) (Verhältnis von Typ-2 und Typ-1 Diabetikern):
    - Kardiovaskuläre Erkrankungen (58%; 15%)
    - Cerebrovaskuläre Erkrankungen (12%; 3%)
    - Nephropathie (3%; 55%)
    - Coma diabeticum (1%; 4%)
  - o In Deutschland wird davon ausgegangen, dass 78% der Mortalität bei Diabetes mellitus mit makroangiopathischen Folgeerkrankungen geklärt werden kann, was sich weitgehend mit den Ausführungen von SCHMÜLLING (1997) deckt (JANKA, 1996)

- Die aktuellen **Prävalenzberechnungen** für die BRD beruhen auf dem Bundesgesundheitssurvey 1998 (BELLACH, 1999), eine repräsentative Bevölkerungsstichprobe (7124 Personen von 18-79 Jahren) wurden dazu zu ihrer Gesundheit befragt, unter anderem nach Diabetes mellitus, erfasst wurde die Häufigkeit Auftreten des Diabetes mellitus

- Nach HAUNER (2002) sind 90% der Diabetiker dem Typ-2-Diabetes mellitus zuzuordnen, nach KÖHLER u.a. (1999) sind über 95% der Neuerkrankungen an Diabetes, Neuerkrankungen an Typ-2-Diabetes mellitus

- Ergebnisse (THEFELDS, 1999):
  - 5,0% der Männer und 5,5% der befragte Frauen haben danach einen Diabetes, vom 50. Lebensjahr an bei Männern und vom 60. Lebensjahr an bei Frauen, steigt die Diabetesprävalenz steil an, die meisten Diabetiker sind 50 Jahre und älter
  - beachtlich ist auch, dass aufgrund der Laboruntersuchungen ca. 1% der Stichprobe unerkannte Diabetiker sind, im Hinblick auf die unten vorgestellten Langzeitkomplikationen ein Besorgnis erregender Wert

1.1 Daten zum Diabetes mellitus bei Kindern

- Daten zum Typ-1-Diabetes mellitus bei Kindern liegen für die BRD vor, zum Typ-2-Diabetes mellitus bei Kindern liegen Daten aus den USA vor
- **Typ-1-Diabetes mellitus**, Zahlen aus dem 'Register zur Erfassung der Häufigkeit des Typ-1-Diabetes mellitus in Baden Württemberg (NEU u.a., 2001, 2002):
  - Es erfasst die Erstmanifestation des Typ-1-Diabetes bei Kindern unter 15 Jahren in Baden Württemberg als Totalerhebung seit 1987 durch die Fallregistrierung in Kliniken (Primärdatenquelle)
  - Inzidenz: die mittlere Inzidenz lag im Zeitraum von 1987-1998 bei $12,9°/_{oooo}$ und Jahr (internationalen Einstufungen zufolge gelten Regionen mit mehr als $11,6°/_{oooo}$ als „high risk area"), Unterschiede zwischen deutschen und in Deutschland lebenden ausländischen Kindern sind feststellbar ($13,5°/_{oooo}$ vs. $6,9°/_{oooo}$)
  - Die Inzidenz des Typ-1-Diabetes mellitus bei Kindern unter 15 Jahren stieg zwischen 1987 und 1998 um 47%
  - Prävalenz: 0,082%, entspricht $82°/_{oooo}$(!)
- **Typ-2-Diabetes mellitus im Kindesalter**: Daten hauptsächlich aus den USA, wobei über das vermehrte Auftreten des Typ-2-Diabetes mellitus bei Kindern von Minderheitenpopulationen (Indianer, Ureinwohner, Schwarze, Mexikaner) berichtet wird (Pima-Indianer 51‰(!) bei den 15-19-jährigen) (HOLL u.a., 2001)
  - Auch in Europa wird vermehrt über den Typ-2-Diabetes mellitus in der Pädiatrie berichtet, die Zahlen liegen aber auch bei sehr adipösen Jugendlichen unter denen der Minoritätenpopulationen aus den USA
  - Für Europa ist wahrscheinlich, dass in den nächsten Jahren ein Anstieg des Typ-2-Diabetes mellitus bei Jugendlichen zu beobachten sein wird (ebd.)

1.2 Diabetes mellitus – Gesundheitswesen – Gesellschaft

- Die wirtschaftliche Bedeutung des Diabetes mellitus im Gesundheitswesen und der damit verbundene gesamtgesellschaftliche Aufwand ist sehr hoch

- Für die Gesundheitsversorgung der BRD ,sind, in der Reihenfolge nach Höhe des Finanzvolumens, **Finanzierungsträger** (WALLER, 2002):

    1. private Haushalte
    2. öffentliche und private Arbeitgeber
    3. öffentliche Haushalte

- **Leistungsträger** im Gesundheitswesen der BRD sind (in der Reihenfolge ihrer Bedeutung) (ebd.):

    1. GKV (49,4%)
    2. Arbeitgeber (14,8%)
    3. öffentliche Haushalte (11,7%)
    4. private Haushalte (8,7%)
    5. Rentenversicherung (6,6%)
    6. PKV (5,6%)
    7. GUV (3,1%)

- Im Rahmen der CODE-2®-Studie wurden in acht europäischen Ländern die volkswirtschaftlichen Kosten des Typ-2 Diabetes ermittelt (nach LIEBL u.a., 2001)[1]:

    o Je Typ-2-Diabetiker fielen volkswirtschaftlich gesehen im Mittel 9018 DM (ca. 4619€) pro Jahr an, der größte Teil der Kosten entfiel auf die GKV und PKV (61%), gefolgt Rentenversicherungsträgern (18%), der Pflegeversicherung (14%), 3% der Kosten wurden von den Patienten selbst getragen

    o Ca. 50% der GKV-getragenen Kosten des Typ-2-Diabetes mellitus entfallen auf Krankenhauskosten, 27% auf Medikation, weitere Kosten fallen durch Ärzte, Arbeitsunfähigkeit und Rehabilitation an

    o Die Kosten steigen mit der Zunahme der Komplikationen (Stadien der Komplikationen Siehe 4.): bei Stadium 1 (ohne Komplikationen): ca. Faktor 1,3 im Vergleich zum gesunden Versicherten; Stadium 2: ca. Faktor 2,5; Stadium 3: ca. 2,4; Stadium 4: 4,1(!)

1.3 Diskussion

- Eine Totalerhebung aller Diabetesfälle in der BRD gibt es nicht, ein einheitliches Meldesystem ebenso wenig. Es ist in Frage zu stellen, ob eine zusätzliche Totalerfassung und evtl. eine Meldepflicht für den Diabetes mellitus angemessen sind, wenn es Daten im Rahmen von Prozessdaten der KV'en und GKV schon gibt. Der Datenman-

---

[1]   Ca. 90% der Diabetiker sind Typ-2-Diabetiker (nach Hauner, 2002)

gel könnte z.B. mit einer regelmäßigen Aufbereitung dieser Daten teilweise behoben werden, eine Parallelerhebung von Verhaltensweisen und Lebensbedingungen könnte bei der ärztlichen Diagnosestellung erfragt werden. Die Risikofaktoren, insbesondere für den Typ-2-Diabetes sind gut erforscht, eine geografische Häufung des Typ-1-Diabetes in der BRD ist ebenso wenig festzustellen, wohl aber eine populationsbezogene Häufung (Adipöse, alte Menschen usw.). Ein Melde- und Erfassungssystem würde große Ressourcen benötigen. Sinnvoller erscheint mir, Daten über die Inzidenz und Prävalenz des Typ-2-Diabetes mellitus im Rahmen von schon angesprochenen, regelmäßig zu wiederholenden Surveys im Rahmen der Gesundheitsberichterstattung zu ermitteln. Daten zur Inzidenz und Prävalenz des Typ-1-Diabetes mellitus könnten über Krankenkassendaten bzw. Daten der KV´en erhoben werden. Die alleinige Darstellung und Kommentierung von Morbiditätsdaten des Diabetes mellitus nützt außerdem wenig. Im Hinblick auf die Risikofaktoren des Typ-2-Diabetes und auf die Komplikationen aller Diabetesformen sollten solche Daten mit weiteren Indikatoren, nämlich:

o   Soziale Schichtindizes

o   Zeitpunkt der Diagnose

o   Komplikationen und Zeitraum seit der Diagnose

o   Compliance insbesondere bei der Patientenschulung

o   Aspekte der Diabetikerversorgung und Aufklärung und Inanspruchnahme von Vorsorgeuntersuchungen

o   Krankheitsverhalten.

Die so aufbereiteten Daten könnten für die Akteure des Gesundheitssystems gezielt Motivation sein, Interventionen zielgerichtet dort durchzuführen, wo z.B. spät diagnostiziert wird, Vorsorge- und Früherkennungsuntersuchungen schwach in Anspruch genommen werden, bestimmte Hochrisikogruppen eine signifikant höhere Inzidenz und Prävalenz haben. Die vorliegenden Daten, insbesondere für die politische Szene besonders motivierenden finanziellen Daten zum Diabetes zeigen, dass Handlungsbedarf insbesondere bei folgenden durch Gesundheitsförderung und Prävention beeinflussbaren Variablen besteht:

o   Auf den 5 verschiedenen Strategieebenen der Gesundheitsförderung nach Ottawa (FRANZKOWIAK u.a., 1993) (Lebenswelten – Settings-Ansatz; Politikebene – Schaffung politischer Voraussetzung für alle Ebenen des Gesundheitswesens; Sicherung der notwendigen Ressourcen für das Gesundheitswesen und Programme für chronisch Kranke; Gesundheitsdienste – neue Ansätze der integrierten Versorgung, DMP und Prävention, Implementierung von

Gesundheitsförderung und Früherkennung in die Lebens- und Arbeitswelten usw.)

o Primäre Prävention des Typ-2-Diabetes durch Einflussnahme auf gesundheitsrelevante Verhaltensweisen (insbesondere Ernährung, Bewegung, Gewichtskontrolle), z.b. durch regelmäßige zielgruppenspezifische Informationsprogramme, Arbeit in den beeinflussenden Umwelten (Settings) (betrifft Gesunde, sozial Schwache, Menschen >50. Lebensjahr u.a.)

o Sekundäre Prävention für beide Typen durch frühzeitige Diagnosestellung und Therapiebeginn; notwendig dafür ist eine Strukturveränderung im Gesundheitswesen (Schwerpunktpraxen mit externer, besser interner Vernetzung[2] zu weiteren Professionals, insbesondere Ernährungsüberwachung und –beratung, Gewichtsreduktion, Fußpflege usw.)

o Tertiäre Prävention die Komplikationen des Diabetes einbezieht (Siehe Kostenfaktoren für die einzelnen Komplikationsstadien beim Diabetes mellitus)

---

[2] externe Vernetzung: Zusammenarbeit und Kooperation zwischen Professionals in unterschiedlichen geografischen Lagen, interne Vernetzung in ein und demselben Gebäude)

2. Einteilung des Diabetes mellitus

- Alte Einteilung, die bis in die 1990er Jahre Gültigkeit hatte, klassifizierte den Diabetes mellitus in **Insulinpflichtigen Diabetes mellitus** (IDDM) und **Nicht insulinpflichtigen Diabetes mellitus** (NIDDM) (WHO EXPERT COMMITTEE ON DIABETES MELLITUS, 1980)

- Neue pathophysiologische und molekularbiologische Erkenntnisse führten zu einer von der Amerikanischen Diabetesgesellschaft (ADA) und von der WHO übernommenen neuen Klassifizierung des Diabetes mellitus (HOLL u.a., 2001):

  o Alte Einteilung klassifizierte den Diabetes mellitus nach der Behandlungsform (IDDM, NIDDM), Diabetes 1 Patienten im Frühstadium oder Patienten in kompletter Remission benötigen möglicherweise kein Insulin, werden aber dem IDDM zugeordnet

  o Patienten mit LADA wurden meist als Typ 2a Diabetiker behandelt, sind jedoch ätiologisch Typ-1-Diabetiker

  o Weiterhin wurde die Unterteilung von Typ-2a und Typ-2b-Diabetes mellitus aufgegeben (2b: schlanke oder untergewichtige Patienten)

  o Viele seltene Diabetesformen können heute molekularbiologisch charakterisiert werden (MODY-Diabetes - Typ-2c-Diabetes mellitus)

- Die neue Einteilung erfolgt nach ADA (1997) in (MEHNERT, 2001):

  o Typ-1-Diabetes mellitus, Autoimmunologisch bedingter Insulinmangeldiabetes und nichtimmunologischer idiopathischer Typ-1-Diabetes

  o Typ-2-Diabetes melltius, Ursache: verminderte Insulinwirkung, gestörte (jedoch nicht vollständig versiegende Insulinbildung)

  o Typ-3-Diabetes melltitus:

    A. Genetische Defekte der beta-Zell-Funktion (MODY-Diabetes)

    B. Genetische Defekte der Insulinwirkung (Insulinrezeptormutation usw.)

    C. Erkrankungen des exokrinen Pankreas (CF-assoziierter Diabetes)

    D. Endokrinopathien (z.B. Morbus Cushing)

    E. Medikamenten- (Chemikalien-) induzierter Diabetes

    F. Infektionen

    G. Seltene immunologische Diabetesformen

    H. genetische Syndrome, die mit Diabetes assoziiert sein können (Trisomie 21, Turner usw.)

- Zusammenfassend: die heute benutzte Einteilung des Diabestes mellitus orientiert sich an den Ursachen bzw. pathophysiologischen Faktoren bei der Genese des Diabetes, während die Einteilung nach Behandlungsformen (IDDM, NIDDM) sich nach den therapeutischen Maßnahmen richtete. Damit verbunden war (auch begründet auf den eingeschränkten diagnostischen Möglichkeiten) eine unangemessene Behandlung von Patientengruppen, die nicht den „klassischen" Gruppen angehörten.

3. Das Krankheitsbild Diabetes mellitus

3.1 Risikofaktoren für den Typ-2-Diabetes mellitus

- Der Manifestation des Typ-2-Diabetes mellitus geht ein Vorstadium voraus, was als gestörte Glukosetoleranz (IGT) bezeichnet wird (STIEFELHAGEN, 2002)
  - o Typisch für eine IGT ist ein inadäquater Blutzuckeranstieg (auf 7,5-11,0 mmol/l), 2 Stunden nach der Zufuhr von 75g Glukose nach vorangegangener 12-stündiger Nüchternheit (OGTT)
  - o Im Verlauf von 10 Jahren ist jeder zweite mit einer IGT an Typ-2-Diabetes mellitus erkrankt (ebd.)
- Mehrere internationale Studien belegen einen Zusammenhang zwischen wenigen Faktoren und dem vermehrten Auftreten von Typ-2-Diabetes mellitus
- Untersuchte unabhängige Variablen mit einem vermuteten Zusammenhang zum Typ-2 Diabetes sind: Geschlecht, Bildungsstand, Einkommen, körperliche Arbeit, sportliche Betätigung, Diabetes in der Familie, Hypertonie, Tabakrauchen, Übergewicht (KELESTIMUR u.a., 1999)
- Weiterhin: Alter bei der Diagnose, männliches Geschlecht, BMI, EE, Rauchverhalten, Trinkverhalten, Familienstand, Urbanisierung (CHOI u.a., 2001)
- Adipositas (SCHMÜLLING u.a., 1997)
- Ergebnisse:
  - o Kelestimur u.a., 1999, signifikant höheres Risiko (OR) einen Typ-2-Diabetes mellitus zu entwickeln besteht bei den folgenden untersuchten Variablen:
    - niedriger **Bildungsstand**
    - keine **körperliche Arbeit**
    - geringe **sportliche Aktivität**
    - Diabetes in der **Familie** (hier ein OR von 2,31, unklar ist ob diesem Risiko eine genetische Ursache oder erlernte, familientypische Verhaltensmuster eine stärkere Rolle spielen)
    - **Hypertonie, Übergewicht** (das größte Risiko haben Patienten mit Übergewicht (OR: 3,04), die folgende Studie kommt zu einem ähnlichen Ergebnis, was Übergewicht betrifft) (sämtlich bei Irrtumswahrscheinlichkeiten p<0,05)
  - o CHOI u.a., 2001, ein signifikant höheres Risiko (OR) einen Diabetes zu entwickeln hat, nach dem National Population Health Survey (NPHS) in Kanada:
    - hohes **Alter**
    - männliches **Geschlecht**

- ein **BMI** >25 (1,6), BMI >27 (3,86!), ein BMI von <20 verringerte das Risiko unter Berücksichtigung aller in die Untersuchung eingehender Variablen nicht
- mittlerer **Energieumsatz** (EE 1,5-2,9 kcal/kg/d), ein noch geringerer Energieumsatz erhöht das Risiko nicht
- **Rauchen** besonders bei früher und aktuell täglich rauchenden
- niedriges **Einkommen** bei Frauen (bei Männern war die Prävalenz in den mittleren Einkommensschichten am höchsten)
- Familienstand verheiratet und geschieden
- wohnen in **dichtbesiedelten Gebieten** (>1000 EW, >400/km²)
- ein moderater Alkoholgenuss senkt in diesem Survey das Diabetesrisiko signifikant!

o SCHMÜLLING, 1997, Typ-2-Diabetes ist eine Erkrankung mit verminderter Insulinwirkung, zumeist mit einer übermäßigen Nahrungsenergiespeicherung und einer Insulinsekretionstörung verbunden,

- 75-80% der Typ-2-Diabetiker ist übergewichtig gemessen an einem BMI >25kg/m²
- eine weitere Rolle spielt die Fettverteilung, ein größeres Taillen- Hüftverhältnis und augeprägte abdominelle Fettsucht birgt ein erhöhtes Risiko an Diabetes zu erkranken

o HAUNER (2002) fasst die Risikofaktoren für den Typ-2 Diabetes mellitus zusammen:

- Hauptursache: **Adipositas**, v.a. mit einer Vermehrung der viszeralen Fettdepots (Siehe auch SCHMÜLLING, 1997)
- Zusammensetzung der **Ernährung**: kalorienreiche Kost mit einem hohen Anteil an gesättigten Fettsäuren und einer niedrigen Zufuhr von Ballaststoffen,
- **Körperliche Bewegung**: 50% geringeres Diabetes-Risiko bei körperlich aktiven Menschen
- **Genetische Prädisposition** und **familiäre Häufung**

3.1.1 Diskussion

- Das größte Risiko einen Typ-2-Diabetes zu entwickeln besteht bei Übergewichtigen (BMI >27kg/m²), bei unangepasster Ernährung, wenn der Diabetes familiär gehäuft auftritt, geringe körperliche Aktivitäten und geringer Bildungsstand (CHOI u.a., 2001, KELESTIMUR u.a., 1999, SCHMÜLLING, 1997).

- **Übergewicht.** Seit dem Ende des 2. Weltkriegs verbesserte sich die Nahrungsmittel-versorgung für alle Bevölkerungsschichten in Mitteleuropa drastisch, das Angebot ist so groß, dass zur „Marktbereinigung" Lebensmittel vernichtet werden um die Preise zu stabilisieren. Das unterstellt eine weitestgehend kostengünstige Versorgung aller sozialer Schichten mit überwachten nahezu einwandfreien industriell verarbeiteten Nahrungsmitteln, mit einer gleichzeitiger Verteuerung natürlicher Nahrungsmittel, wie Obst und Gemüse. Das Problem der Unterernährung besteht nicht mehr, das der Überernährung mit ihren Auswirkungen jedoch zunehmend. Wird der BMI als Ent-scheidungsgröße für die Einteilung von Übergewicht herangezogen, kann gesagt werden, dass 52% der westdeutschen Frauen und 67% der westdeutschen Männer einen BMI von >25kg/m² haben (Bergmann u.a., 1999). Von starkem Übergewicht und Adipositas mit Gesundheitsrelevanz wird ab einem BMI >30kg/m² gesprochen, je nach Geschlecht und Herkunft haben zwischen 17,6% (westdeutsche Männer) und 23,1% (ostdeutsche Frauen) in der BRD Adipositas (ebd.). Ab dem 50 Lebensjahr ist die Prävalenz von Adipositas in der deutschen Bevölkerung bei beiden Geschlech-tern größer, ebenso wie die Diabetesprävalenz (zwischen 15 und 20% Populations-anteil bei der ärztlichen Versorgung von Patienten ab dem 60. Lebensjahr) (Kruse u.a., 2002). Auch bei der Betrachtung der sozialen Schicht in Verbindung mit Über-gewicht und Adipositas fällt auf, dass die Prävalenz von Übergewicht bei Populatio-nen mit niedrigen Bildungsstand höher ist (MENSINK, 2002, MfASGF BRANDEN-BURG, 2001). Verhaltensweisen mit hoher Adipositasrelevanz, insbesondere unan-gemessene Ernährung und mangelnde Bewegung, sind bei Angehörigen (hier Kin-dern) der Armutsgruppe starker ausgeprägt als bei den übrigen (KLOCKE, 2001).

- **Familiäre Häufung** des Typ-2-Diabetes mellitus. Das Risiko einen Typ-2-Diabetes mellitus zu entwickeln, wenn Familienangehörige ersten Grades daran erkrankt sind, ist ungefähr 2,3-fach höher, als bei der nicht belasteten Population (KELESTIMUR u.a., 1999). Nur wenige Hinweise lassen den Schluss auf eine genetische Determi-nierung zu. Genetisch aufgeklärt ist der Zusammenhang zwischen Adipositas und Typ-2-Diabetes und dem Prader-Labhart-Willi-Syndrom (BUTLER u.a., 1986 zitiert in SCHMÜLLING, 1997). Im Unterschied zu bestimmten Formen des Typ-3-Diabetes (Siehe 2.), kann beim Typ-2-Diabetes höchstens von einer sozialen Vererbung von Risikoverhalten gesprochen werden, hauptsächlich der übermäßigen Zufuhr von Nahrungsenergie (nach SCHMÜLLING, 1997). Der soziale Gradient bei Fehl- und Überernährung wurde bereits angesprochen.

- **Niedriger Bildungsstand.** Niedriger Bildungsstand ist per se kein direkt wirkender Risikofaktor für den Diabetes mellitus. Vielmehr korrelieren mit niedrigem Bildungs-stand die Zugehörigkeit zu unteren sozialen Schichten, damit verbunden ein stärker risikohaftes Gesundheitsverhalten, für Adipositas (u.a.: MENSINK, 2002, MfASGF BRANDENBURG, 2001), unangepasste Ernährung (u.a.: KLOCKE, 2001) und familiäre Häufung von Risikofaktoren in Unterschichtpopulationen (nicht nur bezogen auf den Diabetes mellitus) (zu Bestimmung von sozialen Schichtindizes auch anhand des Bildungsstandes siehe MfASGF BRANDENBURG, 1999, 2001, MIELCK, 2001). Insbesondere sei hier auf den Zusammenhang von Bildungsstand und Adipositas verwiesen.

3.2 Besonderheiten beim Typ-1-Diabetes mellitus

- Im Unterschied zum Typ-2-Diabetes mellitus, fällt der Typ-1-Diabetes mellitus auf mit: frühem Auftreten (meist vor dem 18. Lebensjahr, Ausnahme LADA), rascher irreversibler Untergang der hormonproduzierenden Pankreaszellen (A-, B-, D-Zellen, wenn 90% der Zellen betroffen sind, wird der Diabetes mellitus klinisch auffällig), daraus folgt die Notwendigkeit Insulin lebenslang zu substituieren
- Vom Verlauf betrachtet sind alle Formen des Diabetes mellitus eine Gefäßkrankheit auf dem Boden einer Stoffwechselstörung (LANZENDÖRFER u.a., 1998)
- Im Unterschied zum Typ-2-Diabetes

3.2.1 Ursachen

- Typ-1-Diabetes tritt gehäuft nach Infektionen und zu bestimmten Jahreszeiten auf
  - Viren haben bei der Ätiologie des Typ-1-Diabetes mellitus vermutlich eine Bedeutung, im Tiermodell wiesen Studien auf diabetogene Eigenschaften des Enzephalomyokarditis-Virus (EMC) hin bei entsprechender genetisch bedingten Anfälligkeit (Siehe dazu u.a. YOON u.a., 1977)
  - Beim Menschen werden Zusammenhänge von Typ-1-Diabetes mellitus und Virusinfektionen diskutiert, jedoch waren die Ergebnisse von Untersuchungen wenig schlüssig, danach wurde ein gehäuftes Auftreten von Typ-1-Diabetes mellitus bei Infektionen mit dem Cocksackie-B4-Virus und dem Mumpsvirus festgestellt, ein Nachweis konnte dazu nicht erbracht werden (KELLER u.a., 2001)
- Bei Patienten mit Typ-1-Diabetes werden sog. Anti-Inselzell-Autoantikörper gefunden, tatsächlich findet man beim Typ-1-Diabetiker eine sog. Insulitis, die sämtliche hormonproduzierenden Zellen (Langerhans-Inselzellen) im Pankreas betrifft
- Eine genetische Veranlagung wird diskutiert, die im Zusammenspiel mit verschiedenen Umwelteinflüssen zum Ausbruch des Diabetes Typ 1 führen kann (KELLER u.a. 2001, LANZENDÖRFER u.a., 1998)

- Der Einfluss von Impfungen, insbesondere gegen MMR, DTP, BCG und Pocken, wurde diskutiert, in bisherigen Studien konnte jedoch kein statistischer Zusammenhang zwischen der Applikation der genannten Vakzine und Lebendimpfstoffe und dem Auftreten des Typ-1-Diabetes mellitus festgestellt werden, in einer schwedischen Studie wurde mit einer signifikanten Abnahme des OR auf 0,75 für das Auftreten des Typ-1-Diabetes bei der Masernimpfung erhoben (BLOM u.a., 1991; KELLER u.a., 2001)

3.3 Symptome des Diabetes mellitus

- Die Symptomatik des Diabetes mellitus unterscheidet sich zwischen den Formen nur bei der klinischen Manifestation und der Schwere der Symptome, sie hängt ab vom Ausmaß des Insulinmangels (HAHN, 1997), daher sind die genannten Symptome ebenso für den noch vorzustellenden Typ-2-Diabetes relevant
  - o Allgemeine Leistungsminderung
  - o Gewichtsabnahme
  - o Polyurie (osmotische Diurese aufgrund der Filtration von Glucose in den Nieren und einer damit verbundenen Verschiebung des Kolloidosmotischen Druckgefälles)
  - o Polydipsie (osmotische Diurese verursacht relativen Flüssigkeitsmangel
  - o Appetitlosigkeit (durch eine Hyperglucosämie bes. bei Typ-1-Diabetes), Heißhunger (durch eine Hyperinsulinämie beim Typ-2-Diabetes)
  - o Gehäufte Haut- und Schleimhautinfektionen
  - o Sehstörungen (Komplikationen)

3.4 Diagnostik und Therapie des Diabetes mellitus

- Ausführliche Anamnese und Inspektion (Veränderung von Nahrungsgewohnheiten und Appetit, Gewichtsveränderung, Wahrnehmung – visuelles und taktiles System), die Diagnose des Diabetes unterscheidet sich zwischen den Formen nicht wesentlich
- Erfassung von Risikofaktoren (insbesondere Adipositas)
- Blutzuckerbestimmung (nüchtern >5,5 mmol/l, postprandial >10 mmol/l)
- OGTT (angelehnt an Hahn, 1997):
  - o Nach Nüchternphase von 12 Stunden Feststellung des Nüchtern BZ (normal: <5,5 mmol/l, IGT: <5,5 mmol/l, Diabetes mellitus: >5,5mmol/l)
  - o Einnahme von 75g Glucose oder Oligosaccharidgemisch
  - o BZ-Kontrolle nach 2 Stunden (normal <7,5 mmol/l, IGT: 7,5-11,0 mmol/l, Diabetes mellitus: >11,0 mmol/l)
- IGT: für den Typ-1-Diabetes mellitus nur im Frühstadium relevant

- HbA$_1$ – Test (rückwirkende Beurteilung der Stoffwechsellage

- Auf fünf Säulen stützt sich die Diabetes-Therapie: Ernährung (Ballaststoffreiche und geringe Zufuhr von Ein- und Zweifachzuckern, arm an gesättigten Fettsäuren), Bewegung (für eine Verbrennung der zugeführten Energie sorgen), Stoffwechselselbstkontrolle (BZ-Messungen und Überwachung des BZ-Tagesprofils), Insulin (parenterale Substitution), Diabetesschulungen (zu Themen Ernährung, Bewegung, Stoffwechselselbstkontrolle, Applikation von Insulin) (angelehnt an BUCK, 2000, HAHN, 1997, NOELLE u.a., 2001)

4. Komplikationen

- Langfristig stehen beim Diabestes mellitus, unabhängig von der Form, Gefäßveränderungen mit massiven Auswirkungen auf den Gesundheitszustand und die Lebenserwartung im Vordergrund, vom Verlauf betrachtet sind alle Formen des Diabetes mellitus eine Gefäßkrankheit auf dem Boden einer Stoffwechselstörung (LANZENDÖRFER u.a., 1998)

- Im weiteren werden die Komplikationen des Diabetes mellitus in Kurz- und Langzeitkomplikationen eingeteilt, wobei bei den Kurzzeitkomplikationen die aktuelle Stoffwechsellage, bei den Langzeitkomplikationen die mikro- und makrovaskulären Folgeerkrankungen im Vordergrund stehen

- Je nach Art der Komplikationen können Diabetiker in 4 verschiedene Komplikationsstadien eingeteilt werden nämlich (KILBURG u.a., 2001):

  1. keine makro- und mikrovaskulären Komplikationen (ca. 22%)
  2. nur makrovaskuläre Komplikationen (ca. 41%)
  3. nur mikrovaskuläre Komplikationen (ca. 9%)
  4. sowohl makrovaskuläre als auch mikrovaskuläre Komplikationen) (ca. 28%)

4.1 Kurzzeitkomplikationen

- Die Kurzzeitkomplikationen des Diabetes mellitus begründen sich auf den Insulinüberschuss und darauf begründeten Blutzuckermangel (hypoglycämischer Schock) und auf einen Insulinmangel mit Hyperglykämie (Coma diabeticum)

4.1.1 Hypoglykämie

- Ursache eines hypoglykämischen Schocks ist ein absoluter Blutglukosemangel, der beim Krankheitsbild des Diabetes mellitus, hauptsächlich durch eine unangepasste (parenterale) Insulinapplikation ohne rasche Glukosesubstitution ausgelöst wird (hauptsächlich Typ-1-Diabetes mellitus)

- Grundlage für diese Komplikation bildet der Glukosestoffwechsel der Nervenzellen, die ihren Energiebedarf ausschließlich mit im Blut gelöster Glukose decken können (dieser Prozess ist insulinabhängig), zelluläre Glukosespeicher fallen als Energiereservoir aus

- Einer unangemessenen Insulinapplikation ohne Glukosesubstitution folgt ein rasches Absinken des Blutglukosespiegels mit einer Unterversorgung der Nervenzellen des ZNS, bei einem Blutglukosespiegel unter 2,7-1,0 mmol/l kommt es zu Bewusstseins-

störungen bis zum Koma (alle Bereiche des ZNS sind dabei betroffen (auch die A-
tem- und Kreislaufzentren im Stammhirn – ATEMSTILLSTAND) (WUTTKE, 1993)

- Mit einer oralen (nur bei nicht bewusstlosen Patienten) oder intravenösen Glukosesubstitution kann der Zustand aufgehoben werden)

- Präventiv sollten insulinpflichtige Diabetiker im Rahmen von Patientenschulungen auf
diese Komplikationen aufmerksam gemacht werden und die Fähigkeit zur Stoffwechselselbstkontrolle gestärkt werden

4.1.2 Coma diabetikum

- Ursache für die zweite hier genannte Kurzzeitkomplikation ist primär der Insulinmangel, weniger die Hyperglykämie

- Grundlage bildet dabei die Wirkung des Insulin auf die hormonsensible Lipase, Lipase wird von Insulin gehemmt, bei Insulinmangel ist vermehrt Lipase im Blutkreislauf[3]

- Die Lipolyse (Mobilisierung und Spaltung von Fetten aus den körpereigenen Depots)
findet bei Insulinmangel beschleunigt statt[4]

- Dadurch gelangen Glyzerin und freie Fettsäuren vermehrt ins Blut (unter diesen Be-
dingungen kann der Körper, mit Ausnahme der Nervenzellen) seinen Energiebedarf
decken

- Ein großer Teil der freien Fettsäuren wird von den Leberzellen aufgenommen und in
Triglyzeride umgewandelt (Siehe auch Fußnote 1)

- Die Verfügbarkeit großer Mengen an Fettsäuren führt in der Leber zur Bildung von
aktivierter Essigsäure (Acetyl-CoA – Energielieferant im Citratzyklus), die gesamte
Menge des Acetyl-CoA kann unter einer hypoinsulinämischen Stoffwechsellage von
der Leber nicht verwertet werden und wird von der Leber in *Acet-Essigsäure* umgewandelt, die zum Teil in *Aceton* und *β-Hydroxybuttersäure* (die *kursiv* geschriebenen
Stoffe werden als Ketonkörper bezeichnet, die Stoffwechsellage als Ketoazidose mit
einem Absinken des Blut-pH-Wertes) (WUTTKE, 1993)

- Die Ausatemluft eines Patienten im Coma-diabeticum riecht nach Acteon („grüner Ap-
fel"), Atemfrequenz und Atemtiefe sind verändert (Kussmaul`sche Atmung)

- Präventive Aspekte analog 4.1.1, bei nicht insulinpflichtigen Diabetikern eine ballaststoffreiche, fettreduzierte Ernährung, regelmäßige Bewegung, Normalisierung des
BMI

---

[3]   Umgekehrt bewirken ein hoher Blutinsulinspiegel den Aufbau von Triglyzeriden (Fetten) aus
freien Fettsäuren und Glyzerin in den Körperzellen, die Leber ist auch ohne Insulin dazu in der
Lage (deshalb kann ein Diabetiker im Lauf seiner Krankheit abmagern und trotzdem eine Fett-
leber entwickeln)

[4]   Ein hoher Blutfettspiegel spielt pathophysiologisch auch bei den mirkro- und makroangiopathischen Folgeerkrankungen eine zentrale Rolle.

4.2 Langzeitkomplikationen

- Bei den Langzeitkomplikationen stehen mikro- und makroangiopathische Folgeerkrankungen im Vordergrund

- Risikofaktoren für die Entwicklung von diabetesbedingten Angiopathien sind Langzeithyperglykämie und arterielle Hypertonie, Blutfettspiegel, Ernährungsverhalten und
Nikotinkonsum (DANNE u.a., 2001)

- Mikroangiopathische Folgeerkrankungen sind **Polyneuropathie** (autonome, senso-
motorische Neuropathie), **Nephropathie** (mit späterer Dialysepflichtigkeit) und **Retinopathie** (Gefahr der Erblindung),

- Zu den makroangiopathischen Folgeerkrankungen werden **koronare Herzkrankheit**
(CAD, KHK – Komplikation Myokardinfarkt), **cerebrovaskuläre Erkrankungen**
(Komplikation: apoplektischer Insult), **periphere arterielle Verschlusskrankheit**
(pAVK) (Komplikation: Teilamputationen der unteren Extremitäten)

4.2.1 Mikroangiopathische Folgeerkrankungen

- Insulinmangel, erhöhte Blutfettwerte und der erhöhte Blutglukosespiegels wirken sich
negativ auf die Wände der Blutgefäße aus und begünstigen die Einlagerung von Fetten und Mineralien in die Blutgefäßwände, betroffen sind, besonders bei Typ-1-
Diabetikern wegen der langen Krankheitsdauer, die Kapillargefäße der Retina (Augennetzhaut) und der Nieren

- Die Stoffwechsellage (Blutglukosespiegel) ist die unabhängige Variable bei den
mikroangiopathischen Folgeerkrankung und wichtiges Interventionsfeld

- Eine Optimierung der Stoffwechsellage und das Verhindern von Stoffwechselentglei-
sungen sind die beste Präventionsmaßnahme für mikroangiopathische Folgeerkrankungen (BUCK, 2000)

4.2.1.1 Retinopathie

- Durch Veränderungen der Kapillargefäße in der Augennetzhaut (Retina), wird die
Blutzirkulation in den Netzhautkapillaren gestört, was zunehmend zu einer Funktions-
störung (Umwandlung optischer in elektrische Reize), im weiteren Verlauf zu nekroti-
schen Veränderungen der Netzhaut (auch „Netzhautablösung") mit Erblindung des
Betroffenen führt

- In der St. Vincent Deklaration (WHO, 1989) war ein Ziel die Fälle von Neuerblindun-
gen um 1/3 zu senken

- Aktuelle Zahlen (BERTRAM, 1997):
  - o Ca. 26% der untersuchten Patienten hatten eine Retinopathie

o Die Prävalenz war größer bei insulinpflichtigen Diabetikern (57%, vgl. Patienten mit Tablettentherapie, 19%, Patienten mit alleiniger Diät, 6%),

o Bei längerer Erkrankungsdauer (0-4 Jahre, zwischen 16% bei insulinpflichtigen und 5% bei Patienten mit alleiniger Diät, >25 Jahre, 95% der insulinpflichtigen und 29% der Patienten mit oraler Diabetestherapie)

o Höheren Lebensalter (zwischen 13 und 64%)

4.2.1.2 Diabetische Nephropathie

- Für beide Formen, Typ-1 und Typ-2 Diabetes mellitus, ist die Nephropathie eine wahrscheinliche Folgeerkrankung

- Die Wahrscheinlichkeit für eine diabetische Nephropathie beträgt für einen Typ-1 Diabetiker etwa 30% nach 20 Jahren Krankheitsdauer (LÜTKES u.a., 2000)

- Der Typ-2 Diabetes mellitus hat im Hinblick auf die Entwicklung einer Niereninsuffizienz im Vergleich zum Typ-2 Diabetes mellitus ein vergleichbar hohes Risiko, er verläuft entgegen früherer Annahmen also nicht „renal benigne" (ebd.)

- Neben der drohenden Dialysepflichtigkeit gehören Diabetiker mit diabetischer Nephropathie zur höchsten Risikokategorie für das Auftreten eines kardiovaskulären Ergeignisses (30% in den nächsten 10 Jahren) (ebd.)

    o Schäden der Nierengefäße sind Indikator für Schäden weiterer Gefäße

    o Mit einer renalen Hypertonie bei fortgeschrittener Nephropathie kommt zu den kardiovaskulären Risiken, die sich beim Diabetes mellitus aus der Hyperlipid- und Hyperglukosämie ergeben, die Hypertonie

- Nach letzten Schätzungen beträgt der Anteil der Typ-2 Diabetiker an der Gesamtdialysepopulation etwa 30% (!) (FLISER u.a., 2000)

    o Für Sachsen Anhalt bedeutet dies, dass mit Stand Jahr 2000 ca. 185 Patienten/ 1 Million Einwohner aufgrund des Typ-2 Diabetes mellitus Dialysepflichtig sind (eigene Berechnung nach MfAFGS LSA, 2000)

- Die diabetische Nephropathie kann je nach Schwere in 5 Phasen eingeteilt werden, die durch das Stadium der Schädigung des glomerulären Gefäßapparates, durch die Menge des in 24 Stunden mit dem Urin ausgeschiedenen Albumins und der GFR charakterisiert sind, in der 5. Phase manifestiert sich die Niereninsuffizienz auf dem Boden der diabetischen Nephropathie bis zur Dialysepflichtigkeit (FLISER u.a., 2000)

4.2.2 Makroangiopathische Folgeerkrankungen

- In diesem Zusammenhang stelle ich die Folgen der kardiovaskulären Schädigungen und die der pAVK vor

4.2.2.1 Kardiovaskuläre Folgeerkrankungen

- Die hyperglykämische, hypoinsulinämische Stoffwechsellage bedingt beim Diabetespatienten die zunehmende, beschleunigte arteriosklerotische Veränderung aller Blutgefäße
- Beim Typ-2 Diabetiker kommen zu den, potenzieren verhaltensbedingte vaskuläre Risiken (Fehlernährung, Adipositas, Mangelbewegung, Hyperlipidämie, Tabakrauchen, bestehende Hypertonie), die ihrerseits Risikofaktoren für den Typ-2 Diabetes darstellen, die sich aus der diabetischen Stoffwechsellage ergebenden Risiken, woraus sich ein hohes arteriosklerotisches Risikopotential für Diabetiker ergibt (BO u.a., 1999, CHOI u.a.,2001, KELESTIMUR u.a., 1999)
- Das kardiale Risiko ist bei Diabetikern im Vergleich zu Nicht-Diabetikern bei Männern um das 3,8fache, bei Frauen um das 5,5fache höher
- Die 3-Jahres Überlebensrate nach einem Myokardinfarkt beträgt für Nicht -Diabetiker ca. 90%, für Diabetiker nur ca. 55% der (LÖWEL u.a., 1996)
- Der Anteil der diagnostizierten und nicht diagnostizierten Diabetiker an der Gesamt-Myokardinfarkt-Population dürfte sehr groß sein, bei einer Untersuchung langzeitüberlebender Patienten nach einem Myokardinfarkt wurde bei 12% ein vorher nicht diagnostizierter Diabetes mellitus festgestellt, 27% der Untersuchungspopulation hatte eine gestörte Glukosetoleranz (IGT) (RATHMANN u.a., 2002)
- Wenn ca. 5% der Bevölkerung einen diagnostizierten Diabetes Mellitus hat und die Dunkelziffer bei 1% liegt (also die der nicht diagnostizierten Diabetiker, THEFELD, 1999), kann von einem sehr hohen Anteil der Diabetiker bei Patienten nach Myokardinfarkt ausgegangen werden
- In der St. Vincent Deklaration ist die Senkung der Morbidität und Mortalität der auf dem Boden einer Makroangiopathie entstehenden KHK ein zentrales Ziel (WHO, 1989)

4.2.2.2 Periphere Arterielle Verschlusskrankheit

- Wichtigstes Krankheitsbild ist das des diabetischen Fußes, Einflussfaktoren sind neben dem peripheren arteriellen Gefäßzustand auch die darauf begründete Polyneuropathie, die zu Störungen in des sensomotorischen System führt (insbesondere Hypoästhesie und Anästhesie am Fuß mit steigenden Verletzungsrisiko)

- Auf dem Boden der peripheren Nervenschädigung und der Minderdurchblutung können Minimalläsionen vom Patienten unbemerkt zu schweren Infektionen und Ulzerationen an den unteren Extremitäten führen, die Behandlung, sogar stationäre Aufnahme und Amputation erfordert mit Auswirkungen im Hinblick auf Arbeits-, Berufs- und Erwerbsunfähigkeit (BUCK, 2000)

- Im Vergleich zu Nichtdiabetikern haben Diabetiker ein ca. 22-fach höheres Amputationsrisiko, das Amputationsrisiko der Gesamtbevölkerung konnte zu 72% durch den Diabetes geklärt werden

- Präventiv ist eine gezielte Schulung zur Fußpflege und eine regelmäßige professionelle Fußpflege beim Diabetiker

- In der St. Vincent Deklaration wird die Senkung der aufgrund des diabetischen Gangräns erforderlichen Amputationen um 50% angestrebt (WHO, 1989)

5. Aspekte der Versorgung von Diabetikern

- Nach dem Sachverständigenrat für Konzertierte Aktionen im Gesundheitswesen gibt es im Gesundheitswesen der BRD eine Über-, Unter- und Fehlversorgung bestimmter Patientengruppen (SACHVERSTÄNDIGENRAT, 2001)

- Erhebliche Mängel gibt es insbesondere bei der Versorgung chronisch Kranker, deren Ursachen hauptsächlich im Fehlen von fach- und sektorenübergreifenden Versorgungsstrukturen im einseitig akutmedizinisch-kurativ ausgerichteten Gesundheitssystem der BRD gesehen werden (ebd.)

- In den Empfehlungen werden besonders die Förderung von Präventivprogrammen, der Einbeziehung der Patienten, Zusammenarbeit und die Einrichtung von Disease-Management-Programme (DMP) und integrierter Versorgung als Gegenmaßnahmen genannt:

  o Unter DMP werden Steuerungsinstrumente im Gesundheitssystem verstanden, die auf eine Vernetzung von behandlungsrelevanten Einrichtungen (Arzt, Klinik, Rehabilitationseinrichtungen, gesundheitspädagogische Einrichtungen, Pflegeeinrichtungen, Apotheken usw.) für die Verbesserung und eine komplexe Versorgung chronisch Kranker, mit einem wissenschaftlich fundierten Qualitätsmanagement, bei gleichzeitiger Senkung der Ausgaben ausgerichtet sind (u.a. ERLER, 2002, KLEIN-LANGE, 2000)

  o Grundlage ist eine langfristige, qualitativ hochwertige, kosteneffektive Versorgung chronisch Kranker entgegen einer ausschließlichen Versorgung von Krankheitsepisoden (LAUTERBACH u.a., 2002)

- Mit einer Kombination von DMP und sektorenübergreifenden Prävention im werden Einsparungen erhofft durch (LAUTERBACH u.a., 2002):

  o Verkürzung der Krankenhausaufenthaltsdauer

  o Vermeidung von Einweisungen in Notfallambulanzen

  o Senkung der Komplikationsrate mit nachfolgender stationärer Behandlung

  o Optimierte medikamentöse Therapie (Schwerpunktpraxen mit Diabetologen) und Verdrängung nicht wirksamer Medikamente

- Unter Verweis auf 1.2 könnten tatsächlich Kosten eingespart werden, weil Patienten in hohem Komplikationsstadium die höchsten Kosten verursachen und für die GKV im Krankenhausbereich und bei den Medikamenten die höchsten Kosten beim Diabetes mellitus entstehen

- Bei Prävention und DMP wird jedoch auch befürchtet, dass die Einsparungen durch Senkung der Myokardinfarktinzidenz oder der Inzidenz von Komplikationen des Diabetes mellitus, durch Kosten, die sich aus der verlängerten Lebenserwartung ergeben, aufgezehrt werden könnten (solche Modelle gehen bei einem Anstieg der Lebenserwartung von einer gleichbleibenden Krankheitslast in der Bevölkerung in der Zukunft aus und befürchten damit einen höheren Anteil multimorbider Patienten mit kostensteigernden Effekten im Gesundheitswesen)

- Ziel ist eine Verschiebung des Eintritts chronischer Krankheiten in höhere Lebensalter, damit kann bei steigender Lebenserwartung die Dauer chronischer Erkrankungen verkürzt werden und die kostensparenden Effekte erhalten bleiben (LAUTERBACH, 2002)

5.1 Prävention des Diabetes mellitus

- Prävention des Diabetes mellitus bezieht sich vor allem auf die Prävention des Typ-2-Diabetes mellitus, auch vor dem Hintergrund, dass 90 (95%) der Neuerkrankungen an Diabetes, Neuerkrankungen am Typ-2-Diabetes mellitus sind (HAUNER, 2002, KÖHLER, 1999)
- Präventive Maßnahmen lassen sich einteilen nach:
    o Interventionsebene (Verhaltensprävention, Verhältnisprävention, SCHWARTZ u.a., 2000)
    o Interventionsziel (primäre – Verhinderung von Krankheit, sekundäre – Früherkennung von Krankheit, tertiäre – Komplikationsvermeidung bei Krankheit Prävention, ebd.)
    o Erwartete Interventionseffekte bei der Zielpopulation (Maßnahmen bei gesunden Personen, gesunden exponierten Personen, frühzeitig erkrankten Personen, fortgeschritten erkrankten Personen, vom Tod bedrohte Personen, NASSERI, 1979 zitiert in BARTH u.a., 2000)
- An dieser Stelle erfolgt die Einteilung der präventiven Maßnahmen nach Interventionsziel

5.1.1 Primäre Prävention des Diabetes mellitus

- Für den **Typ-2-Diabetes mellitus** stelle ich die Methoden und Ergebnisse der Diabetes Prevention Study (DPS) in Finland vor (ERIKSSON u.a., 1999)
- Untersucht wurde hauptsächlich die Effektivität von Ernährungsberatung bei übergewichtigen Personen mit gestörter Glukosetoleranz (Vorstufe des Typ-2-Diabetes), bei denen noch kein Diabetes diagnostiziert wurde, im Hinblick auf die Gewichtsreduktion, dazu gab bei der Interventionsgruppe:
    o Aufklärung der Personen über die generellen Risikofaktoren für den Typ-2-Diabetes (BMI, Ernährung, Bewegung, familiäre Häufung usw.)

- o Ziel war die Senkung des BMI auf 25 kg/m², je nach Grad des Übergewichts eine Gewichtsreduktion von 5-10 kg
- o Anleitungen durch Ernährungsberater bei Einzelpersonen und in Gruppengesprächen zu Kalorien, Nährstoffe, Mineralien, Spurenelemente und Anteile der einzelnen Nährstoffe bei der Nahrungsaufnahme, dabei wurden individuelle Ernährungswünsche berücksichtigt
- o Während des ersten Jahrs gab es dazu 7 Sitzungen, nach Erreichen der Gewichtsreduktion noch alle drei Monate eine

- Die Ergebnisse zeigten, dass die Einflussnahme auf bestimmte Lebensweisen erfolgreich sein können:
  - o Die Gewichtsreduktion war bei der Interventionsgruppe signifikant größer als bei der Kontrollgruppe,
  - o Nüchternblutzucker und 2h-Blutzucker post-OGTT der Interventionsgruppe waren signifikant niedriger
  - o Blutfettwerte der Interventionsgruppe waren signifikant niedriger

- Diese Ergebnisse zeigen, dass die alleinige Intervention auf die Lebensweisen von Risikopopulationen die Risikofaktoren für den Diabetes senken konnten (Körpergewicht), ebenso eine Stabilisierung der diabetesrelevanten Laborparameter erreicht werden konnte. Der betriebene Aufwand war den Erfolgen angemessen und wäre im ambulanten Sektor, bei Vorhaltung entsprechender Strukturen (Praxisnetze, integrierte Versorgung) auch in Deutschland implementierbar. Das setzt jedoch voraus, dass:
  - o Risikopatienten als solche erkannt werden und fortlaufend begleitet werden (auch außerhalb des ambulant-ärztlichen Sektors)
  - o Strukturen in der ambulanten Versorgung aufgebaut werden (Siehe DMP-Programme, Praxisnetze und integrierte Versorgung), die für solche Patienten leicht erreichbar sind
  - o Schaffung von Anreiz- und Bonussystemen für die (Haus)Ärzte, solche Patienten an Schwerpunktpraxen mit erweiterten Angebot und Koordinierungsfunktion zu überweisen (also mit verschiedenen Professionen im Gesundheitswesen, DPS zeigte, dass Erfolge in der prädiabetischen Phase auch gänzlich ohne den Einsatz von Medikamenten erreicht werden konnten)
  - o Schaffung von Anreiz- und Bonussystemen für Versicherte, sich an solchen Maßnahmen zu beteiligen, Belohnung von Gewichtsreduktion (Beitragssenkung usw.)

- Bei einer weiteren Studie aus Finnland wurden primärpräventive Maßnahmen beim **Typ-1-Diabetes** (Inselautoimmunität) untersucht (AKERBLOMu.a., 1999 zitiert in SCHMIDT u.a., 2001), Zielpopulation waren Kinder von Müttern UND Vätern mit Typ-

1-Diabetes mellitus, bei denen eine genetische Veranlagung festgestellt werden konnte (sogenannte Risikoallele)

- o Untersucht wurde, ob die Elimiation von Kuhmilcheiweiß während der ersten 6-8 Lebensmonate, die Typ-1-Diabetesinzidenz senken konnte,
- o Die Ergebnisse zeigten, dass eine verspätete Kuhmilchexposition die Entwicklung von Insel-Autoantikörpern reduziert

5.1.2 Sekundäre Prävention des Diabetes mellitus

- Im Hinblick auf das hohe Risiko von Diabetes-Patienten für mikro- und makroangiopathische Folgeerkrankungen, ist im Bereich der sekundären Prävention besonders wichtig, mit einer frühzeitigen Diagnose (am besten schon der einer IGT), frühzeitig Maßnahmen für die Stabilisierung des Stoffwechsels einleiten zu können
- Die schon vorgestellten Zahlen aus dem Bundesgesundheitssurvey zeigen, dass etwa 1% der bundesdeutschen Bevölkerung einen Diabetes mellitus haben, ohne davon zu wissen (THEFELD, 1999)
- Die Prävalenz des Diabetes mellitus steigt bei Männern ab dem 50. Lebensjahr, bei Frauen ab dem 60. Lebensjahr (THEFELD, 1999), demnach sollte besonders für diese Gruppen Früherkennungsprogramme begonnen werden, die stärker als bisher in Anspruch genommen werden (betriebsärztliche Blutzuckeruntersuchungen und direkte Überleitung zu Schwerpunktpraxen, Blutzuckeruntersuchungen bei Gynäkologen im Rahmen regelmäßiger Untersuchungen bei Frauen usw.)

5.1.3 Tertiäre Prävention beim Diabetes mellitus

- Für beide Typen des Diabetes mellitus begründen sich die langfristigen Komplikationen und Folgeerkrankungen (4.2, 4.3) auf der Langzeithyperglykämie (DANNE u.a., 2001)
- Einfluss zur Verhinderung von Folgeerkrankungen soll dabei besonders auf die Einstellung der Blutzuckerwerte genommen werden
- Weitere Risikofaktoren für angiopathische Folgeerkrankungen sind zusätzlich arterielle Hypertonie, Hyperlipidämie, Zigarettenrauchen und Ernährungsfaktoren (DANNE u.a., 2001)
- Für die tertiäre Prävention beim Diabetes mellitus spielt vor allem eine gezielte, regelmäßige Schulung und Beratung eine wichtige Rolle, hier hat das deutsche Gesundheitswesen enorme Reserven, das durch einseitige Ausrichtung, auf Akuttherapie einzelner Krankheitsepisoden, der Morbiditätsentwicklung keine Rechnung trägt

- Patienten müssen langfristig, entsprechend ihres Krankheitsbildes therapiert werden unter Einschluss pflegerischer, therapeutischer, pädagogischer, psychosozialer und gesundheitswissenschaftlicher Professionen
- Ein Instrument der tertiären Prävention, die verschiedene Professionen einschließt, ist die Patientenschulung
- Sie sollte den Diabetiker in die Lage versetzen, das Wissen über seine Erkrankung zu erhöhen, seinen Stoffwechsel durch bestimmte Verhaltensweisen zu kontrollieren und zu beeinflussen und die Compliance zu verbessern (BUHK u.a., 2001)
- Der Anteil der Diabetiker, die eine strukturierte Schulung über den Umgang mit ihrer Krankheit erhielten, ist relativ gering und wird mit 10-20% angegeben (KULZER, 1992)
- Eine intensive Beratung vom Hausarzt fand nur sporadisch statt, der überwiegende Anteil, besonders der Typ-2-Diabetiker bekam keine Informationen zu ihrer Krankheit,
- Im Bereich der tertiären Prävention sollte eine gezielte Vernetzung der Anbieter im Gesundheitswesen im Hinblick auf den Diabetes erreicht werden
- Auch hier können strukturelle Defizite in der Vernetzung mit DMP-Programmen und einer integrierten Diabetikerversorgung behoben werden, mittels Sonderverträgen der Leistungsträger mit Einrichtungen des Gesundheitswesens (intern vernetzte Angebote) und Bildungsträgern, Rehakliniken sollte eine regelmäßige Schulung, mit unterschiedlicher Schwerpunktsetzung (Stoffwechselselbstkontrolle, Ernährungsverhalten und Körpergewicht, Inanspruchnahme von Vorsorgeuntersuchungen, Blutdruck, Bewegung usw.)
- Über verschiedene Anreizsysteme von Seiten der GKV mit Zielgruppe Versorger und Patienten wurde bereits gesprochen

6. Literaturverzeichnis

AMERICAN DIABETES ASSOCIATION (ADA) (1997): New recommendations about the diagnosis and classification of diabetes mellitus. In: Diabetes Care, 1997, 20: 1183-1195

BARTH, J., BENGEL, J. (2000): Prävention durch Angst? Stand der Furchtappellforschung (3. Auflage). In: BZgA [Hrsg.]: Forschung und Praxis der Gesundheitsförderung. Band 4. Köln

BELLACH, B.M., KNOPF, H., THEFELD, W. (1998): Der Bundesgesundheitssurvey 1997/98. In: Gesundheitswesen, 1999, 60 (Sonderheft 2): S59-S68

BERGMANN, K.E., MENSINK, G.B.M. (1999): Körpermaße und Übergewicht. In: Gesundheitswesen, 1999, 61 (Sonderheft 2): S115-S120

BERTRAM, B. (1997): Prävalenz von Patienten mit Diabetes melltitus ohne und mit Retinopathie in einer Augenarztpraxis. In: Ophtalmologie, 1997, 94 (6): 401-404

BLOM, L., NYSTRÖM, L., DALQUIST, G. (1991): The Swedish childhood diabetes study. In: Diabetologica, 1991, 34: 176-181

BO, S., GENTILE, L., CAVALLO-PERIN, P., VINEIS, P., GHIA, V. (1999): Sex- and BMI-related differences in risk factors for coronary artery disease in patients with type 2 diabetes mellitus. In: Acta Diabetologia, 1999, 36: 147-153

BUCK, R.A.J. (2000): Ernährungs- und Stoffwechselkrankheiten. In: Schwartz, F.W., Badura, B., Leidl, R., Raspe, H., Siegrist, J. [Hrsg.]: Das Public Health Buch. Gesundheit und Gesundheitswesen. München u.a.: Urban & Fischer

BUHK, H., LOTZ-RAMBALDI, W. (2001): Compliance und Patientenschulung bei Diabetes mellitus Typ 2. In: Bundesgesundheitsblatt – Gesundheitsforschung – Gesundheitsschutz, 2001, 44 (1): 5-13

CHOI, B.C.K., SHI, F. (2001): Risk factors for diabetes mellitus by age and sex: results of the National Population Health Survey. In: Diabetologia, 2001, 44: 1221-1231

DANNE, T., LANGE, K., VON SCHÜTZ, W., DEISS, D., KORDONOURI, O. (2001): Prävention der Langzeitfolgen des Diabetes mellitus. In Monatsschrift Kinderheilkunde, 2001, 149 (7): 670-677

ERIKSSON, J., LINDSTRÖM, J., VALLE, T., AUNOLA, S., HÄMÄLÄINEN, H., ILANNE-PARIKKA, P., KEINÄNEN-KIUKAANNIEMI, S., LAAKSO, M., LAUHKONEN, M., LEHTO, P., LEHTONEN, A., LOUHERANTA, A., MANNELIN, M., MARTIKKALA, V., RASTAS, M., SUNDVALL, J., TURPEINEN, A., VILJANEN, T., UUSITUPA, M., TUOMILEHTO, J. (1999): Prevention of Type II diabetes in subjects with impaired glucose tolerance: the Diabetes Prevention Study (DPS) in Finland. In: Diabetolgia, 1999, 42: 783-801

ERLER, A. (2002): Die Einführung von Disease-Management-Programmen in Deutschland im Spiegel unterschiedlicher Interessenlagen von Krankenkassen un Kassenärztlichen Vereinigungen. In: Gesundheitswesen, 2002, 64: 572-577

FLISER, D., HALLER, H. (2000): Nephropathie bei Diabetes mellitus Typ 2. In: Der Internist, 2000, 41 (12): 1363-1373

FRANZKOWIAK, P., SABO, P. [Hrsg.] (1993): Dokumente der Gesundheitsförderung. Mainz: Verlag Peter Sabo

HAHN, J.M. (1997): Checkliste Innere Medizin. Stuttgart u.a.: Thieme

HAUNER, H., SCHERBAUM, W.A. (2002): Diabetes mellitus Typ 2. In: Deutsche Medizinische Wochenschrift, 2002, 127 (19): 1003-1005

HENNERSDORF, M.G., KELM, M., SCHANNWELL, C.M., RÖSEN, P., STRAUER, B.E. (2000): Kardiale Beteiligung bei Diabetes mellitus. In: Medizinische Klinik, 2000, 95 (9): 487-495

HOLL, R.W., WABITSCH, M., HEINZE, E. (2001): Typ-2-Diabetes mellitus bei Kindern und Jugendlichen. In: Monatsschrift Kinderheilkunde, 2001 (7): 660-669

JANKA, H.U. (1996): Prävalenz des Diabetes mellitus und der Folgekrankheiten. In: Diabetologie Informationen, 1996, 4: 243-253

KELESTIMUR, M., ÇETIN, M., PASAUGLU, ÇOKSEVIM, B., ÇETINKAYA, F., ÜNLÜHIZARCI, K. (1999): The prevalence and identification of risk factors for type 2 diabetes mellitus and impaired glucose tolerance in Kayseri, central Anatolia, Turkey. In: Acta Diabetologica, 1999, 36: 85-91

KELLER-STANISLAWSKI, B., HARTMANN, K. (2001): Existiert ein Zusammenhang zwischen Impfungen und Typ-1-Diabetes mellitus bei Kindern und Jugendlichen?. In: Bundesgesundheitsblatt – Gesundheitsforschung – Gesundheitsschutz, 2001, 44 (6): 613-618

KILBURG, A., DANIEL, D., RYCHLIK, R. (2001): Die frühzeitige Behandlung des Diabetes mellitus Typ 2 mit oralen Antidiabetika: Ein gesundheitsökonomischer Review. In: Gesundheitsökonomie und Qualitätsmanagement, 2001, 6: 59-63

KLEIN-LANGE, M. (2000): Krankenversorgung. In: Schwartz, F.W., Badura, B., Leidl, R., Raspe, H., Siegrist, J. [Hrsg.]: Das Public Health Buch. Gesundheit und Gesundheitswesen. München u.a.: Urban & Fischer

KLOCKE, A. (2001): Armut bei Kindern und Jugendlichen und die Auswirkungen auf die Gesundheit. In: Robert-Koch-Institut (RKI) [Hrsg.]: Gesundheitsberichterstattung des Bundes Heft 03/01. Berlin

KÖHLER, C., TEMELKOVA-KURKTSCHIEV, T., SCHAPER, F., FÜCKER, K., HANEFELD, M. (1999): Prävalenz von neuentdecktem Typ 2 Diabetes, gestörter Glukosetoleranz und gestörter Nüchternglukose in einer Risikopopulation. In: Deutsche Medizinische Wochenschrift, 1999, 124: 1057-1061

KRUSE, A., GABER, E., HEUFT, G., OSTER, P., RE, S., SCHULZ-NIESWANDT, F. (2002): Gesundheit im Alter. In: Robert-Koch-Institut (RKI) [Hrsg.]: Gesundheitsberichterstattung des Bundes Heft 10. Berlin

KULZER, B. (1992): Psychologische Interventionskonzepte in der Therapie des Diabetes mellitus. In: Weber-Falkensammer, H. [Hrsg.]: Psychologische Therapieansätze in der Rehabilitation. Stuttgart: Urban & Fischer

LANZENDÖRFER, C., LANZENDÖRFER, R., SCHRADELMANN, H., SUBBE, C. (1998): Innere Medizin. Krankheitslehre, Krankenbeobachtung, Spezielle Pflege. Berlin u.a.: Springer

LAUTERBACH, K.W., EVERS, T., STOCK, S. (2002): Prävention und Disease Management bei chronischen Krankheiten: Notwendig und finanzierbar? In: Deutsche Medizinische Wochenschrift, 2002, 127: 1210-1212

LIEBL, A., NEIß, A., SPANNHEIMER, A., REITBERGER, U., WAGNER, T., GÖRTZ, A. (2001): Kosten des Typ-2-Diabetes in Deutschland: Ergebnisse der CODE-2®-Studie. In: Deutsche Medizinische Wochenschrift, 2001, 126: 585-589

LÜTKES, P., HEEMANN, U., SCHÄFERS, R. (2000): Diabetische Nephropathie. Diagnose und prophylaktische Therapie. In: Der Urologe [B], 2000, 40 (6): 509-513

MEHNERT, H. (2001): Klassifizierung des Diabetes mellitus. In: Deutsche Medizinische Wochenschrift, 2001, 126 (24): 737-738

MENSINK, G. (2002): Übergewicht. In: Mensink, G.: Was essen wir heute? Ernährungsverhalten in Deutschland. Beiträge zur Gesundheitsberichterstattung des Bundes. Robert-Koch-Institut (RKI). Berlin

MICHAELIS, D., JUTZI, E. (1991): Epidemiologie des Diabetes mellitus in der Bevölkerung der ehemaligen DDR: Alters- und geschlechtsspezifische Inzidenz- und Prävalenztrends im Zeitraum 1960-1987. In: Zeitschrift für Klinische Medizin, 1991, 46 (1): 59-64

MIELCK, A. (2001): Armut und Gesundheit bei Kindern und Jugendlichen: Ergebnisse der sozial-epidemiologischen Forschung in Deutschland. In: Klocke, A., Hurrelmann, K. [Hrsg.]: Kinder und Jugendliche in Armut. Wiesbaden: Westdeutscher Verlag

MINISTERIUM FÜR ARBEIT, FRAUEN, GESUNDHEIT UND SOZIALES SACHSEN ANHALT (MfAFGS LSA) [Hrsg.] (2000): Daten zur Gesundheit. Gesundheitsberichterstattung des Landes Sachsen Anhalt. Magdeburg

MINISTERIUM FÜR ARBEIT, SOZIALES, GESUNDHEIT UND FRAUEN DES LANDES BRANDENBURG (MfASGF Brandenburg) [Hrsg.] (1999): Einschüler in Brandenburg: Soziale Lage und Gesundheit. Potsdam

MINISTERIUM FÜR ARBEIT, SOZIALES, GESUNDHEIT UND FRAUEN DES LANDES BRANDENBURG (MfASGF Brandenburg) [Hrsg.] (2001): Soziale Lage und Gesundheit von jungen Menschen im Land Brandenburg 2001. Potsdam

NEU, A., WILLASCH, A., EHEHALT, S., KEHRER, M., HUB, R., RANKE, M.B. (2001): Häufigkeit des Diabetes mellitus im Kindesalter in Deutschland. Ein epidemiologischer Überblick. In: Monatszeitschrift Kinderheilkunde, 2001, 149 (7): 636-640

NEU, A., WILLASCH, A., EHEHALT, S., KEHRER, M., HUB, R., SCHWARZE, C.P., RANKE, M.B. (2002): Prävalenz und Altersverteilung des Diabetes mellitus im Kindesalter in Deutschland. In: Monatsschrift Kinderheilkunde, 2002, 150 (2): 196-200

NOELLE, V., SCHWARZ, H.P., KIESS, W., RAILE, K. (2001): Moderne Behandlungskonzepte für Kinder und Jugendliche mit Diabetes mellitus Typ 1. In: Monatsschrift Kinderheilkunde, 2001, 149 (7): 650-659

RATHMANN, W., ICKS, A., HAASTERT, B., GIANI, G., LÖWEL, H., MIELCK, A. (2002): Undiagnosed diabetes mellitus among patients with prior myocardial infarction. In: Zeitschrift für Kardiologie, 2002, 91 (8): 620-625

SACHVERSTÄNDIGENRAT FÜR KONZERTIERTE AKTIONEN IM GESUNDHEITSWESEN (SACHVERSTÄNDIGENRAT) (2001): Bedarfsgerechtigkeit und Wirtschaftlichkeit Über-, Unter- und Fehlversorgung. Bonn

SCHMIDT, S., ZIEGLER, A.G. (2001): Prädiktoren und Prävention des Typ-1-Diabetes. In: Deutsche Medizinische Wochenschrift, 2001, 126: 593-596

SCHMÜLLING, R.-M. (1997): Adipositas und Diabetes mellitus Typ II. In: Der Internist, 1997, 38 (3): 224-230)

SCHWARTZ, F.W., WALTER, U., (2000): Prävention. In: Schwartz, F.W., Badura, B., Leidl, R., Raspe, H., Siegrist, J. [Hrsg.]: Das Public Health Buch. Gesundheit und Gesundheitswesen. München u.a.: Urban & Fischer

STIEFELHAGEN, P. (2002): Aktuelle Themen und neue Perspektiven in der Diabetologie. Bericht von der 37. Jahrestagung der Deutschen Diabetes-Gesellschaft, 8.-10.05.2002 in Dresden. In: Der Internist, 2002, 43 (10): 1310-1312

THEFELD, W. (1999): Prävalenz des Diabetes mellitus in der Erwachsenen Bevölkerung Deutschlands. In: Gesundheitswesen, 1999, 61 (Sonderheft 2): S85-S89

WALLER, H. (2002): Gesundheitswissenschaft: Eine Einführung in Grundlagen und Praxis von Public Health. 3. Auflage. Stuttgart: Kohlhammer

WHO EXPERT COMMITTEE ON DIABETES MELLITUS (1980) Second Report. WHO Technical Report Series 646. Geneva

WORLD HEALTH ORGANIZATION (WHO) (1989): Diabetes care and research in Europe: The St. Vincent Declaration. Kopenhagen

WUTTKE, W. (1993): Endokrinologie. In: Schmidt, R.F., Thews, G. [Hrsg.]: Physiologie des Menschen. 25. Auflage. Berlin u.a.: Springer

YOON, J.W., ONODERA, T., NOTKINS, A.I. (1977): Virus induced diabetes mellitus: passage of encephalomyocarditis virus and severity of diabetes in susceptible an resistant strains of mice. In: Journal of Genetic Virology, 1977, 37: 225-232